PROCEDIMENTO:

ECG

Thiago Calegari Cury

À Bele, minha esposa, por sua humanidade infinita e sua alma inquebrantável;

A meus pais, pelo exemplo e por toda a música da minha vida;

A meus irmãos, por serem o porto seguro de minha vida;

A meus filhos, pequenos reis filósofos, meu universo com seus por ques em expansão;

Aos meus colegas de plantão e de escola, capítulos fundamentais da minha vida;

Aos meus alunos, por sua confiança em meu trabalho;

E a todos os profissionais brasileiros que, nas mais variadas e adversas situações e condições, detectaram cerca de 20 mil casos de IAM por mês em 2022.

Cury, Thiago Calegari - Procedimento: ECG

Dedico este livro a meu avô, Dr Camillo Cury (im memoriam), por sua dedicação à cardiologia e seu amor à leitura, indeléveis referências para mim.

"um novo capítulo se abria no aprendizado das doenças do coração, não por obra de um só homem, mas pelo trabalho conjugado de muitos homens de talento que, espalhados pelo mundo e sem respeitar fronteiras políticas, convergiam seus esforços para um propósito comum: aumentar nosso conhecimento da doença, para alívio da humanidade sofredora"

- Wilhem Einthoven, durante o discurso do Prêmio Nobel, em 8 de dezembro de 1925.

APRESENTAÇÃO

O presente livro destina-se a auxiliar aqueles que estão iniciando sua jornada profissional ou gostariam de manter um recurso para sanar as dúvidas de forma rápida e objetiva em mãos, o conteúdo foi elaborado para abordar temas complexos de forma direta e objetiva, sendo um guia prático para execução do procedimento.

Para um pouco mais além do conceito de praticidade, há também elementos de explicações de termos em suas origens e um capítulo dedicado a explicar as dinâmicas eletromagnéticas e suas interpretações por parte dos compenentes do aparelho, elaborado também de forma a auxiliar a compreensão de maneira tangível.

As imagens que constam em cada capítulo funcionam para auxiliar na visualização da explicação do texto, tanto em relação à fixação e posicionamento de eletrodos, quanto ao reconhecimento de traçado sinusal e sua diferenciação em relação a traçados alterados.

O intuito da presença dos traçados com indicativos patológicos neste livro é muito mais em relação a um efeito de comparação com o traçado sinusal e compreender quando há uma alteração, algo que inicialmente é fundamental ao profissional executante do procedimento, na busca por identificar eventos de urgência e emergência.

Desta forma, espero contribuir com a atuação de colegas, compartilhando o conhecimento que adquiri durante o meu tempo de prática, baseando a escrita em uma linguagem objetiva, sem rodeios.

SUMÁRIO

INTRODUÇÃO

A frase atribuída a Buda, "Toda a grande jornada começa com um simples passo", pode ser adotada para transmitir a forma como este livro foi produzido. Da mesma maneira que ao me formar Bacharel em Enfermagem, não fazia ideia do quanto a atividade de docência seria fundamental na minha vida e que ao longo do tempo, organizando as aulas e materiais acumulados, a ideia de redigir um livro foi algo que gradualmente tomou forma, quase que de maneira natural.

Somos em nossas experiências o resultado de nosso ambiente e de nossa época, moldando nossas decisões mais do que calculamos ou esperamos. Da mesma forma que em todas as decisões está a convergência do que projetamos ser naquele momento, com as vivências e as expectativas se encontrando no mesmo instante. Também é assim o resultado deste livro, o resultado não de um momento em específico e sim a soma de uma série de elementos e o tempo associado a todas as vivências até aqui.

A descoberta da técnica de detecção das ondas eletromagnéticas emitidas pela estrutura cardíaca seria por si só

Sendo assim, o foco deste material é para complementar conhecimentos prévios para a execução do procedimento de ECG, algo tão frequente na prática profissional. Conhecer as estruturas e qual a aplicação de cada componente do aparelho é algo importante, pois muitas vezes o profissional terá que solucionar problemas em tempo hábil ou ao menos reconhecer o problema para solicitar auxílio de maneira mais precisa.

O intuito deste material é o de colaborar com estudantes que estão iniciando sua jornada e profissionais que gostariam de um material para consulta rápida, sem abrir mão de certos detalhes mais elaborados, quando forem necessários.

NOTA DA EDIÇÃO

O que você encontrará neste volume:

1. Configurações básicas do aparelho: Compreensão essencial sobre o funcionamento e as configurações elementares do aparelho de ECG

2. Anatomia e fisiologia do coração: Compreensão básica da anatomia e fisiologia do coração antes de começar a interpretar o ECG.

3. Interpretação do ECG: Interpretar o ECG corretamente, incluindo a identificação das ondas P, QRS e T, bem como a duração dos intervalos PR e QT.

4. Bradicardias: Bradicardias mais relevantes e seus diferentes graus.

5. Arritmias: Arritmias mais comuns, incluindo taquicardia sinusal, fibrilação atrial, flutter atrial, taquicardia ventricular e fibrilação ventricular.

6. Infarto do miocárdio: Alguns dos sinais de infarto do miocárdio no ECG.

CONFIGURAÇÕES DO APARELHO DE ECG

O ECG (eletrocardiograma) é um exame que registra a atividade elétrica do coração, sendo que, do ponto de vista eletrotécnico, o ECG funciona da seguinte maneira:

Os eletrodos são colocados na pele do paciente e conectados a um amplificador que atua de maneira a aumentar o sinal elétrico do coração de forma a tornar viável seu registro e a partir deste momento é efetuado o registro da forma como habitualmente é realizado, em papel milimetrado e em ondas proporcionais entre si.

O papel é movido através do dispositivo a uma velocidade padrão de 25 mm/s (25 milímetros a cada segundo), o que significa que cada pequeno quadrado no papel representa 0,04 segundos, essa é a chamada configuração padrão de velocidade de impressão, sendo possível que o próprio profissional executante altere para mais rápido ou mais lento, de acordo com a conveniência do momento, portanto não se esqueça de verificar a velocidade em que o exame que foi realizado está sendo impresso para registrar de forma mais fidedigna junto ao prontuário.

O chamado ganho padrão, ou seja, a tensão gerada no processo de contração do músculo cardíaco, é de 10 mm/mV (10 milímetros para cada milivolt), o que significa que cada quadrado pequeno no papel representa 0,1 mV, para ficar mais prático o entendimento desta etapa, é necessário entender a relação de proporcionalidade dentro do sistema decimal, o que inicialmente pode parecer confuso, mas logo torna-se algo bastante prático em sua compreensão.

O sinal elétrico do coração é composto por ondas e complexos que representam a atividade elétrica do coração, de tal maneira que o complexo QRS, por exemplo, representa a contração dos ventrículos do coração, por sua vez, o complexo P representa a contração das aurículas do coração e o intervalo QT representa o tempo que leva para os ventrículos se contraírem e se recuperarem.

Considerado um exame não invasivo e indolor, usado para diagnosticar uma variedade de condições cardíacas, incluindo arritmias, doenças coronárias e doenças cardíacas congênitas, é também uma ferramenta importante para os avaliação da saúde do coração de uma maneira abrangente e facilitar a determinação do tratamento adequado.

Em resumo, do ponto de vista eletrotécnico, o ECG funciona registrando a atividade elétrica do coração através de eletrodos conectados a um amplificador, este sinal elétrico é amplificado e registrado em um papel milimetrado, que é impresso a uma velocidade padrão de 25 mm/s e um ganho padrão de 10 mm/mV, conforme visto anteriormente, e agora é importante ter domínio sobre esses parâmetros base iniciais através da compreensão do melhor uso dos recursos que estão presentes na maioria dos aparelhos:

- GANHO (Aparecerá na tela ou no painel como a letra N em maiúsculo): O ganho é a medida da amplificação do sinal elétrico captado pelos eletrodos, portanto sua leitura sempre será proporcional, um ganho maior significa um traçado mais alto e um ganho menor significa um traçado mais baixo. O ganho padrão é de 10 mm/mV, ou seja, cada milivolt de sinal elétrico corresponde a 10 milímetros de altura no papel, no traçado impresso ou nos registros do exame, por padrão, aparecerá o valor do ganho como a letra N, que matematicamente pode ser lido como 1 multiplicado por N, ou seja, o valor amplificado no aparelho é registrado sem alterações de configuração base, se houver necessidade por eventual avaliação clínica ou qualquer outra necessidade de alteração, o registro deverá aparecer como 2N, ou seja, o valor capturado aparecerá em dobro no ganho do traçado, as ondas parecerão maiores, dentro de suas devidas proporções e claro tendo em mente que ao ampliar o traçado, as interferências e ruídos de captura do sinal eletromagnético também serão amplificados.

Portanto, o ganho 2N amplifica o sinal em 20 mm/mV (20 milímetros ou quadradinhos para cada milivolt, enquanto o ganho N/2 amplifica o sinal em 5 mm/mV (5 milímetros ou quadradinhos para cada milivolt).

Da mesma maneira ao reduzir o ganho, o traçado será reduzido, aparecendo no painel ou no registro impresso como N/2, ou seja, o ganho dividido por 2, com seu uso em eventual necessidade clínica ou circunstancialmente como redutor de ruído. Para ajustar o ganho, basta girar o botão correspondente no aparelho até obter um traçado adequado, sem distorções ou perdas de informação, atualmente a maior parte dos aparelhos traz os ganhos no próprio painel para ajuste.

- VELOCIDADE é a medida da velocidade com que o papel se move durante o registro do ECG, uma velocidade maior, correspondente a 50mm/s, significa um traçado mais esticado e uma velocidade menor, correspondente a 12,5mm/s significa um traçado mais comprimido. A velocidade padrão é de 25 mm/s, ou seja, cada segundo de tempo corresponde a 25 milímetros de largura no papel. Para ajustar a velocidade, basta girar o botão correspondente no aparelho até obter um traçado adequado, sem sobreposições ou espaçamentos excessivos.

Essas são as configurações básicas para configurar um aparelho de ECG em ganho e velocidade, sempre importante lembrar que tais configurações podem variar de acordo com o tipo e o modelo do aparelho, bem como com as características do paciente e do exame. Por isso, sempre consulte o manual do fabricante, até para poder compreender todas as funcionalidades de forma assertiva.

FILTROS DE ECG

Parte essencial do processo de obtenção de uma leitura precisa do coração, os filtros funcionam removendo ou reduzindo as frequências onde o ruído ocorre, permitindo que a frequência do sinal passem de forma que seja uma leitura viável das ocorrências relacionadas às contrações e relaxamento do coração, podendo ser efetuado esse processo de filtragem tanto em hardware quanto em software.

Em sistemas modernos, o principal objetivo da filtragem de hardware é evitar a excedência dos limites do sistema analógico, como a saturação do amplificador operacional e os intervalos do conversor analógico-digital. O ruído pode vir de uma variedade de fontes dentro e fora do corpo do paciente. Sinais elétricos de outros músculos além do coração, bem como a respiração, tosse e outros tipos de movimentos musculares, podem criar ruídos que são as chamadas interferências.

O ruído também pode vir de conexões elétricas ruins ou se os eletrodos não forem colocados corretamente no paciente, além disso, os cabos do ECG podem ser visualizados como se fossem antenas que capturam as ondas eletromagnéticas emitidas pelo coração, e como toda antena, está sujeita a ruídos e interferências do chamado ambiente imediato, incluindo luzes fluorescentes, telefones celulares ou dispositivos habilitados para Bluetooth, que também atuam como emissores de onda eletromagnética.

Convém relembrar que toda onda elétrica é uma onda eletromagnética, a eletricidade e o magnetismo atuam de forma conjunta, são ondas distintas, porém a ocorrência de uma onda (elétrica), traz consigo a outra (magnética).

Para compreender de forma mais objetiva, veja os eletrodos como se fossem uma antena parabólica, a aplicação de seu direcionamento corresponde ao ponto do corpo onde você precisa captar as ondas eletromagnéticas emitidas pelo coração, seja em derivação precordial, seja os pontos de amplificação ou as médias de tensão, é como se você "olhasse" para aquele local e qual o formato de onda eletromagnética está chegando ali. E como toda antena, pode ocorrer de capturar ondas eletromagnéticas que somente comprometem a integridade do exame, por isso as recomendações quanto ao uso moderado de aparelhos celulares em locais de uso de aparelhos de ECG ou monitoramento cardíaco.

Para o problema de ruídos existem vários tipos de filtros que podem ser utilizados para mitigar essa interferência, lembrando que as frequências do ECG variam no campo de 0,5 a 150 Hz, e os filtros projetados para remover o ruído fora dessa faixa - na extremidade alta ou baixa - são relativamente simples, é possível um barramento total do comprometimento, o processo se torna mais complicado quando a interferência se sobrepõe à faixa de frequência do ECG, ou seja, atua dentro do espectro de emissão de onda eletromagnética do coração.

Os mais comumente usados são os filtros passa-baixa, passa-alta, de linha de energia e anti-aliasing. Os filtros passa-baixa, por exemplo, permitem que sinais de frequência mais baixa passem e bloqueiam quaisquer frequências acima de um certo limite, que normalmente é definido em 150 Hz, por isso o nome passa-baixa, por permitir que abaixo de um valor (150Hz) seja amplificado no aparelho e interpretado para registro.

A filtragem do sinal do ECG remove o ruído, mas é fundamental manter-se cientes de como isso pode afetar o que o ECG está dizendo a eles e só usá-lo quando necessário. Portanto, é essencial que os profissionais de saúde entendam como esses filtros funcionam e quando usá-los para obter a leitura mais precisa possível.

Filtros passa-baixa permitem que sinais de frequência mais baixa que o limite determinado passem e bloqueiam quaisquer frequências acima de um certo limite, que normalmente é definido em 150 Hz porque as informações clinicamente relevantes no ECG estão abaixo disso.

Filtros passa-alta têm a intenção principal de remover o deslocamento de corrente contínua, que por sua vez é causado principalmente pela interface eletrodo/gel/corpo. Tensões instáveis de até 300mVdc podem ser produzidas. Em trabalhos de diagnóstico, o paciente pode ser solicitado a permanecer imóvel para reduzir esses efeitos, permitindo que o ponto de corte do filtro seja reduzido para 0,05Hz.

Filtros de linha de energia são usados para eliminar a interferência da linha de energia (50Hz) do sinal de ECG. Eles podem ser removidos por filtragem adaptativa, porém uma filtragem adequada das linhas de energia pode exigir a implementação de filtros de entalhes gerais, enquanto seus harmônicos e ruído de alta frequência pode ser removido implementando filtros de rejeição de entalhe gerais, porém deve ser considerada a perda de informações relevantes para diagnóstico.

Filtros anti-aliasing são um quarto tipo comum de filtro. O aliasing ocorre quando um conversor analógico-digital tenta a conversão de um sinal com uma taxa excedendo a metade da taxa de amostragem, que é referida como a frequência de Nyquist, que é o padrão aceitável para interpretação e permite a conversão de forma mais prática. Uma aproximação de Butterworth é utilizada para gerar o traçado final que aparece impresso ou em tela, pois é calculada através de uma média de comportamento do traçado, para que não seja produzido um resultado com aspecto de tremores, sendo possível através de uma resposta plana na banda de passagem.

É importante notar e frisar antes de concluir o capítulo que qualquer alteração na amplitude, eventualmente, pode levar a erros na interpretação do ECG se não for considerado por quem está avaliando, por isso a importância do registro em relação às condições de execução do exame. A aplicação portanto de filtros, amplificadores ou redutores de sinal devem ser efetuadas de forma criteriosa e devidamente registradas em prontuário, sendo efetivamente comunicadas para a equipe.

REFERÊNCIAS

1. BRASIL. Ministério da Saúde. Secretaria de Gestão de Investimentos em Saúde. Projeto REFORSUS. Equipamentos Médico-Hospitalares e o Gerenciamento da Manutenção: capacitação a distância. Brasília, DF: Ministério da Saúde, 2002. Disponível em: https://bvsms.saude.gov.br/bvs/publicacoes/equipamentos_gerenciamento1.pdf

2. CENSI, F.; CALCAGNINI, G.; TRIVENTI, M. et al. Effect of high-pass filtering on ECG signal on the analysis of patients prone to atrial fibrillation. Ann Ist Super Sanità, v. 45, n. 4, p. 427-431, 2009. Disponível em: https://www.canal6.com.br/cbeb/2014/artigos/cbeb2014_submission_071.pdf. Acesso em: 12 nov. 2023.

3. FERREIRA, Lucas de Oliveira. Desenvolvimento de um sistema de monitoramento cardíaco. Trabalho de Conclusão de Curso em Engenharia Elétrica. Universidade Tecnológica Federal do Paraná, 2018. Disponível em: https://repositorio.utfpr.edu.br/jspui/bitstream/1/16228/2/PG_COELE_2018_1_05.pdf. Acesso em: 12 nov. 2023.

4. FERREIRA, Rafaela de Oliveira. Aplicação de filtros estocásticos na estimação do eletrocardiograma. Trabalho de

Conclusão de Curso em Engenharia Elétrica. Universidade Tecnológica Federal do Paraná, 2018. Disponível em: https://repositorio.utfpr.edu.br/jspui/bitstream/1/8252/1/CT_COEAU_2018_2_06.pdf. Acesso em: 12 nov. 2023.
5. MINISTÉRIO PÚBLICO DA UNIÃO. Prova de Seleção para Estágio de Nível Superior. Folha Dirigida, 2019. Disponível em: https://cdn.folhadirigida.com.br/preparations/235643/Prova 17258.PDF. Acesso em: 12 nov. 2023.
6. OLIVEIRA, Alexandre Correia Mesquita de. Comparação de Diferentes Métodos de Filtragem da Linha de Base do ECG. Trabalho de Graduação em Engenharia de Controle e Automação. Universidade de Brasília, 2017. Disponível em: https://bdm.unb.br/bitstream/10483/19373/1/2017_Alexand reCorreiaMesquitadeOliveira.pdf. Acesso em: 12 nov. 2023.

7. PIPBERGER, H. V.; ARZBAECHER, R. C.; BERSON, A. S. et al. Recommendations for standardization of leads and of electrocardiographic waveforms. Circulation, v. 59, n. 4, p. 707-715, 1979. Disponível em: https://www.maxwell.vrac.puc-rio.br/12402/12402_4.PDF. Acesso em: 12 nov. 2023.

ANATOMIA E FISIOLOGIA

O coração é um órgão muscular oco localizado no centro do tórax. Ele possui quatro câmaras principais: dois átrios (câmaras superiores) e dois ventrículos (câmaras inferiores). As quatro faces do coração são a face esternocostal (anterior), a face diafragmática (inferior) e as faces pulmonares direita e esquerda (laterais).

O coração é envolvido por uma membrana chamada pericárdio, que possui duas camadas. Ele tem o formato de uma pirâmide com a base voltada para a parede torácica posterior e o ápice apontando em direção à parede torácica anterior. Os grandes vasos sanguíneos que se originam do coração encaminham seus ramos para a cabeça, pescoço, tórax, abdome e membros superiores e inferiores.

Internamente, o coração é dividido em quatro cavidades: dois átrios (direito e esquerdo) e dois ventrículos (também direito e esquerdo). Os átrios estão localizados na parte superior do coração e recebem o sangue do corpo, enquanto os ventrículos estão mais abaixo e expulsam o sangue do corpo por meio da contração da musculatura cardíaca (miocárdio).

As valvas cardíacas separam os átrios dos ventrículos, bem como os ventrículos dos grandes vasos sanguíneos e pode-se dizer que se comportam como se fossem portas, que permitem a passagem do fluxo sanguíneo de forma regular, fechando-se para evitar refluxos do sangue ejetado, o que seria um tema para descrever alterações de formato e estrutura, ou morfologias.

O coração também possui um sistema elétrico que controla o ritmo dos batimentos cardíacos. O nó SA, conhecido como o "marcapasso natural" do coração, pois gera impulsos elétricos que fazem com que o coração bata regularmente.

Os componentes que fazem parte da estrutura cardíaca permitem o funcionamento ao melhor estilo de uma bomba como exemplo, tendo a tensão elétrica e corrente elétrica participação inicial na execução do potencial elétrico na mecânica cardíaca e por fim o bombeamento de fato do volume sanguíneo com força e frequência necessárias para manter um equilíbrio do sistema circulatório, pressão arterial, ou seja, parte da chamada estabilidade hemodinâmica.

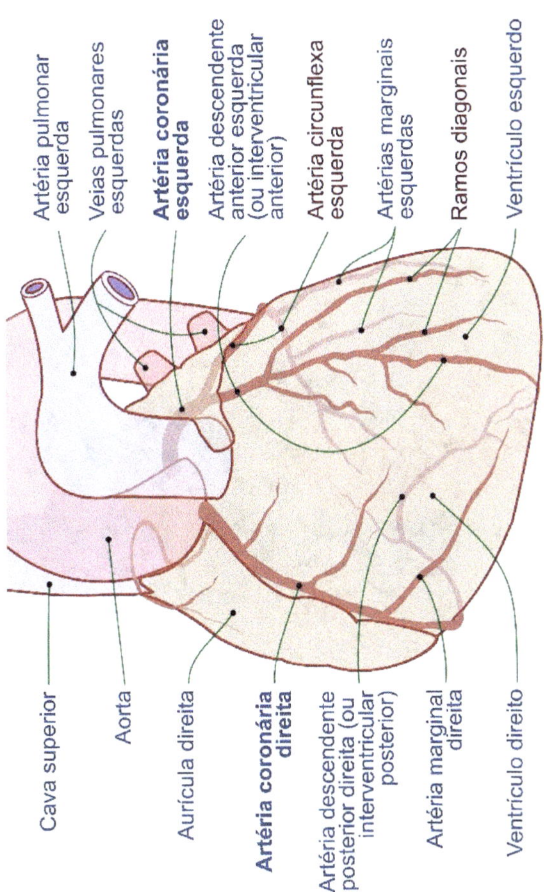

Figura 1: Anatomia do coração

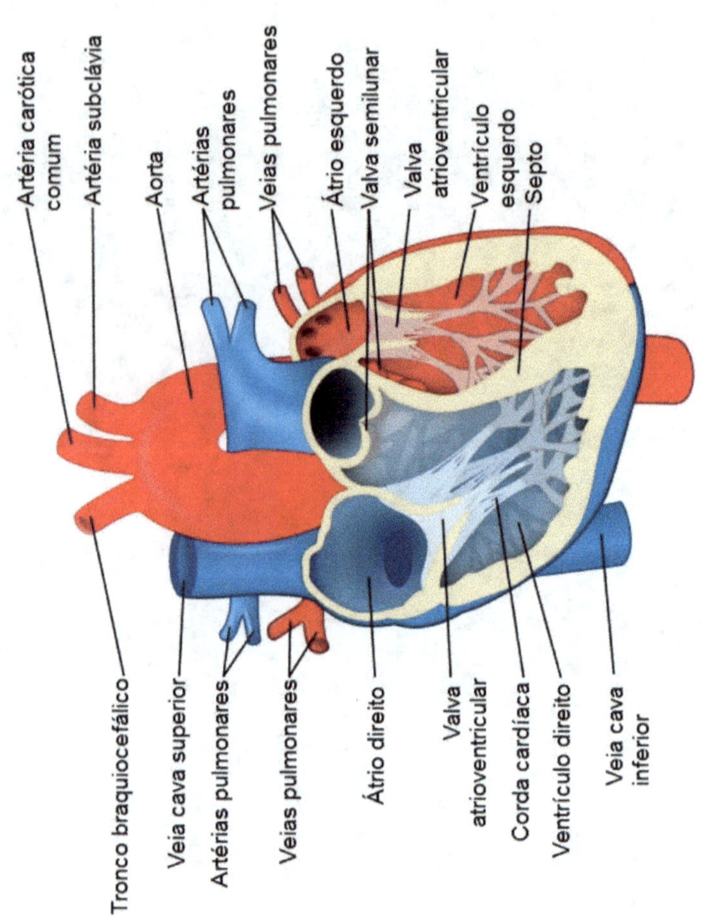

Figura 2: Anatomia do coração (2)

FISIOLOGIA ELETROQUÍMICA

O nó SA, também conhecido como nó sinusal, nodo sinoatrial ou ainda nó SA, é a estrutura responsável pela geração do ritmo cardíaco, e por isso é chamado de marcapasso cardíaco. Ele é o primeiro componente do sistema de condução do coração, e é formado por células musculares cardíacas especializadas agrupadas em um nó encontrado dentro do átrio direito. Essas células são capazes de gerar potenciais de ação, de forma que o coração se contraia independentemente de qualquer inervação extrínseca.

Encontrado na parede posterolateral do seio das veias cavas, no átrio direito do coração. Ele situa-se próximo à junção da veia cava superior com o átrio direito, profundamente à crista terminal. O SA é formado por cardiomiócitos especializados, também conhecidos como células musculares cardíacas nodais ou células "marcapasso", que estão agrupadas em um feixe elipsoide alongado com 8 a 25 mm de comprimento. As células musculares cardíacas nodais são menores do que os cardiomiócitos típicos e não possuem discos intercalares. Elas são capazes de produzir potenciais de ação, o que significa que produzem impulsos elétricos espontaneamente. E, como elas se comunicam diretamente com cardiomiócitos adjacentes (cardiomiócitos perinodais) através de junções comunicantes, elas promovem sua despolarização, induzindo as contrações cardíacas.

O sistema de condução elétrica do coração é responsável por gerar e transmitir impulsos elétricos que fazem com que o coração bata de forma coordenada. Ele é composto por várias estruturas, incluindo o nó SA, o nó atrioventricular (AV), o feixe atrioventricular (de His), os ramos direito e esquerdo e as células de Purkinje.

O nó AV é uma estrutura localizada entre os átrios e os ventrículos do coração. Ele retarda a condução do impulso elétrico por um breve período para permitir que os ventrículos se encham completamente de sangue antes de serem contraídos. Em seguida, o impulso elétrico é transmitido pelos ramos direito e esquerdo do feixe de His, que se ramificam em pequenas fibras conhecidas como fibras de Purkinje.

O feixe de His é o segmento inicial do nó atrioventricular que penetra através do trígono fibroso na parte membranosa do septo interventricular. Em um corte transversal ao nível do corpo fibroso, o feixe atrioventricular pode parecer oval, quadrangular ou triangular. Ele se divide em dois ramos principais: o ramo direito e o ramo esquerdo.

Sendo portanto um componente crucial do sistema elétrico do coração, pode ser comparado a uma via expressa que conduz os impulsos elétricos do nó atrioventricular, localizado entre as câmaras superiores e inferiores do coração, até os ventrículos, que são as câmaras inferiores.

Se pensarmos no coração como uma cidade e nos impulsos elétricos como veículos, o feixe de His seria a principal rodovia que permite que esses "veículos" se desloquem da parte superior da "cidade" (os átrios) para a parte inferior (os ventrículos). Esta "rodovia" se divide em duas vias principais, o ramo direito e o ramo esquerdo, que conduzem os "veículos" (impulsos elétricos) para os ventrículos direito e esquerdo, respectivamente.

Os ramos direito e esquerdo se estendem pelo septo interventricular e se ramificam em pequenas fibras conhecidas como fibras de Purkinje. Essas fibras são responsáveis por transmitir os impulsos elétricos para as células musculares cardíacas (miócitos), fazendo com que eles se contraiam e bombeiem sangue pelo corpo. As células de Purkinje são células musculares cardíacas especializadas que possuem uma alta capacidade de condução elétrica.

Figura 3: Feixe de His e fibras anexas

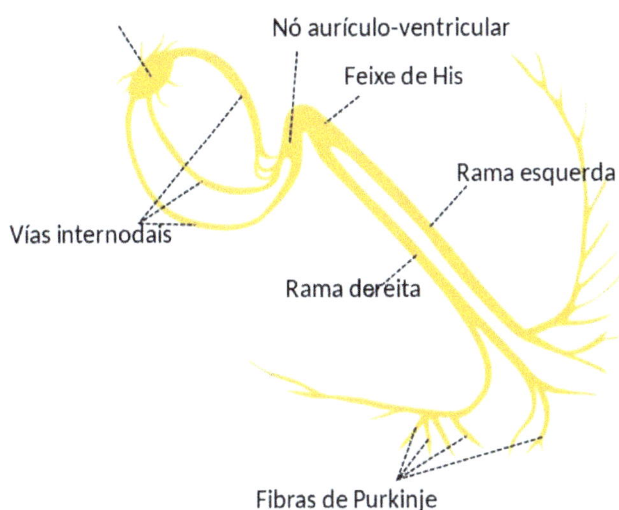

REFERÊNCIAS:

1. News-Medical. Structure and Function of the Heart. Disponível em: https://www.news-medical.net/health/Structure-and-Function-of-the-Heart.aspx
2. Britannica. Heart | Structure, Function, Diagram, Anatomy, & Facts. Disponível em: https://www.britannica.com/science/heart
3. NCBI. Physiology, Cardiac - StatPearls. Disponível em: https://www.ncbi.nlm.nih.gov/books/NBK526089/
4. NCBI. Anatomy, Thorax, Heart - StatPearls. Disponível em: https://www.ncbi.nlm.nih.gov/books/NBK470256/
5. MedicalNewsToday. The heart: Anatomy, how it works, and more. Disponível em: https://www.medicalnewstoday.com/articles/320565
6. NCBI. What Is the Heart? Anatomy, Function, Pathophysiology. Disponível em: https://www.ncbi.nlm.nih.gov/pmc/articles/PMC6023278/
7. Cleveland Clinic. Heart: Anatomy and Function. Disponível em: https://my.clevelandclinic.org/health/body/21704-heart
8. OpenStax. Anatomy and Physiology 2e - 19.1 Heart Anatomy. Disponível em: https://openstax.org/books/anatomy-and-physiology-2e/pages/19-1-heart-anatomy

9. Seer.Cancer.gov. Structure of the Heart. Disponível em: https://training.seer.cancer.gov/anatomy/cardiovascular /heart/structure.html

10. British Heart Foundation. How your heart works – Heart and circulatory system. Disponível em: https://www.bhf.org.uk/informationsupport/how-a-healthy-heart-works

PREPARO PARA O EXAME

O exame de eletrocardiograma, também conhecido como ECG, é um procedimento simples e rápido que avalia a atividade elétrica do coração. Aqui está um passo a passo detalhado de como o exame é realizado:

1. **Preparação:** O paciente é orientado a se deitar por 5 minutos antes do início do procedimento para garantir que o resultado não seja influenciado por fatores externos, como atividades físicas ou uso de cigarros. É

importante que a pele esteja limpa e desengordurada nos locais onde os eletrodos serão fixados. Se o corpo do paciente tiver muitos pelos, a depilação deve ser feita e se a pele for especialmente oleosa deve ser promovida uma limpeza local com álcool.

2. **Colocação dos Eletrodos:** Após o tempo de repouso, o profissional responsável irá colar os eletrodos na região frontal do peito, nos punhos e nos tornozelos. São colocados seis eletrodos na zona do tórax e um em cada um dos membros do paciente. Esses eletrodos estão ligados por um cabo ao eletrocardiógrafo, que é o aparelho com o qual se realiza o eletrocardiograma.

3. **Registro da Atividade Elétrica:** Uma vez que os eletrodos estão no lugar, o eletrocardiógrafo é ligado. Os eletrodos captam os batimentos do coração, que são registrados no aparelho e "liberados" em forma de gráfico, que é analisado pelo.

4. **Análise dos Resultados:** O resultado do eletrocardiograma deve ser avaliado pelo cardiologista levando em consideração o histórico de saúde e familiar da pessoa

O posicionamento correto dos eletrodos para um exame de eletrocardiograma (ECG) é essencial para obter resultados precisos. Aqui estão as etapas e diretrizes para o posicionamento dos eletrodos:

1. **Preparação do paciente:**
   o Tricotomia: Deve ser feita nos pacientes que possuem muito pelo na região do tórax.
   o Limpeza: A região deve ser limpa com água e sabão ou álcool para retirar possíveis impurezas e também um pouco da oleosidade e suor da pele.
   o Secagem: A área deve ser seca com papel toalha ou gaze. Realize uma abrasão leve para finalizar a limpeza.

2. Posicionamento dos eletrodos nos membros:

o Eletrodo amarelo: No braço esquerdo.

o Eletrodo verde: Na perna esquerda.

o Eletrodo vermelho: No braço direito.

o Eletrodo preto: Na perna direita.

3. Posicionamento dos eletrodos precordiais:

o V1: 4º espaço intercostal, na linha paraesternal direita.

o V2: 4º espaço intercostal, na linha paraesternal esquerda.

o V3: Entre V2 e V4.

o V4: 5º espaço intercostal, na linha médio-clavicular esquerda.

o V5: 5º espaço intercostal, entre V4 e V6, na linha axilar anterior.

o V6: 5º espaço intercostal, na linha axilar média.

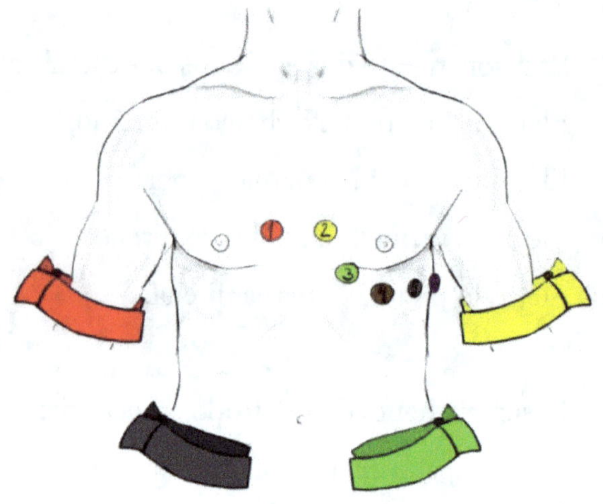

Figura 4: Posicionamento de eletrodos

Lembre-se de que é importante garantir que os eletrodos estejam firmemente fixados na pele, sem movimentação ou soltura durante o exame. Este é o posicionamento padrão dos eletrodos no ECG, podendo haver algumas variações ou eletrodos a mais a depender da intenção do examinador.

O ECG de 12 derivações é um exame que registra a atividade elétrica do coração usando 12 derivações, ou nódulos, fixados ao corpo. Embora seja chamado de ECG de 12 derivações, ele usa apenas 10 eletrodos. Certos eletrodos são parte de dois pares e, portanto, fornecem duas derivações.

As 12 derivações do ECG são obtidas a partir dos dados fornecidos por dois grupos de eletrodos: periféricos e precordiais. Recorde-se de que as derivações precordiais são como uma captura imediata de uma imagem, neste caso a atividade elétrica do coração no local onde o eletrodo está apontado, reunindo-se as 6 derivações precordiais, tem-se 6 imagens do que cada eletrodo está "vendo" especificamente, reunindo-as para finalizar a análise.

De maneira introdutória pode-se dizer que os demais eletrodos periféricos realizam as suas leituras a partir dos pontos dos membros superiores (MMSS) e membro inferior esquerdo (MIE), o membro inferior direito (MID) não participa de forma direta na leitura do traçado e sim na obtenção do sinal elétrico estável. As leituras podemos diferenciar da seguinte maneira: diretas em membro superior esquerdo (MSE), membro superior direito (MSD), MIE (3 derivações) e médias de diferenças de potencial entre MSE com MSD (1 derivação), MSD com MIE (1 derivação) e MIE com MSE (1 derivação), somando portanto as derivações precordiais, que são 6, obtemos 12 derivações, sendo esta a razão, portanto de apesar de aplicarmos 10 eletrodos, obtemos 12 derivações.

Apesar de aparentar ser algo confuso inicialmente, é algo que exige paciência e observação da prática.

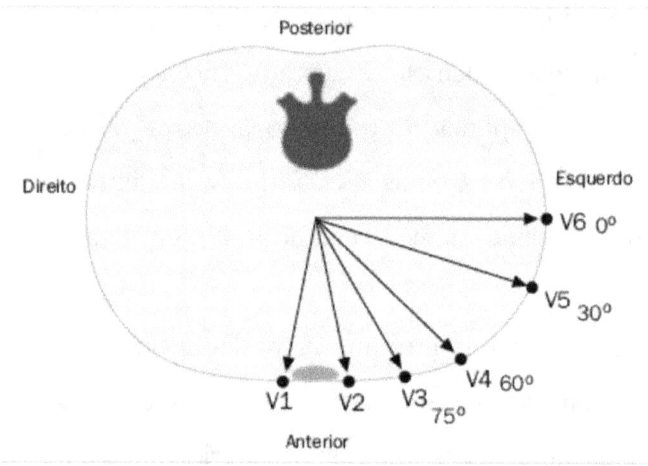

Figura 5: Derivações precordiais

Eletrodos periféricos:

- Vermelho (R): no braço direito (Right)
- Amarelo (L): no braço esquerdo (Left)
- Verde (F): na perna esquerda (Foot)
- Preto (N): na perna direita (Neutro)

Eletrodos precordiais: São os eletrodos colocados no peito do paciente.

A partir desses eletrodos, são geradas as 12 derivações que correspondem a 12 pontos de vista sobre o ritmo do miocárdio[2]. Essas derivações capturam as cargas elétricas emitidas pela pele durante cada batimento cardíaco. Quando a carga de uma célula do músculo cardíaco se despolariza ou se reduz a zero, a célula se contrai[1]. Corações saudáveis exibem uma onda ordenada de despolarização que começa no SA, se move através do átrio, se espalha pelo sistema de condução intrínseca e então passa pelos ventrículos. Um ECG de 12 derivações detecta e amplifica essas mudanças de voltagem entre dois eletrodos como linhas onduladas no papel ou na tela de um monitor.

Para entender melhor, imagine um ônibus colocado no meio de um edifício industrial. Este edifício tem 12 janelas, através das quais as pessoas de fora podem ver o ônibus. Se tirássemos uma foto do ônibus desde cada janela, teríamos 12 imagens diferentes, mas todas do mesmo ônibus. Algo semelhante são as derivações do eletrocardiograma. Cada derivação é uma "imagem" diferente da atividade elétrica do coração.

No entendimento mais avançado, é crucial entender as doze derivações de um ECG. Aqui está uma explicação detalhada:

Derivações de membros:

- **Derivações bipolares** (I, II e III): Estas derivações medem a diferença de potencial entre dois eletrodos.

- o Derivação I: mede a diferença de potencial entre os braços direito e esquerdo.
- o Derivação II: mede a diferença de potencial entre o braço direito e a perna esquerda.
- o Derivação III: mede a diferença de potencial entre o braço esquerdo e a perna esquerda.

Uma particularidade sobre as Derivações reside no fato de que DI e DII são entendidos como uma média e DIII é como se fosse a soma destas derivações, . Algo como:

$$DI + DIII = DII$$

No traçado de ECG, repare que essa derivação recebe exatamente esta nomenclatura, de DI, DII e DIII.

- **Derivações unipolares aumentadas** (aVR, aVL e aVF): Estas derivações medem a atividade elétrica em relação a um ponto central no coração.
  - aVR: olha para o coração do lado direito.
  - aVL: olha para o coração do lado esquerdo.
  - aVF: olha para o coração do pé ou inferior.

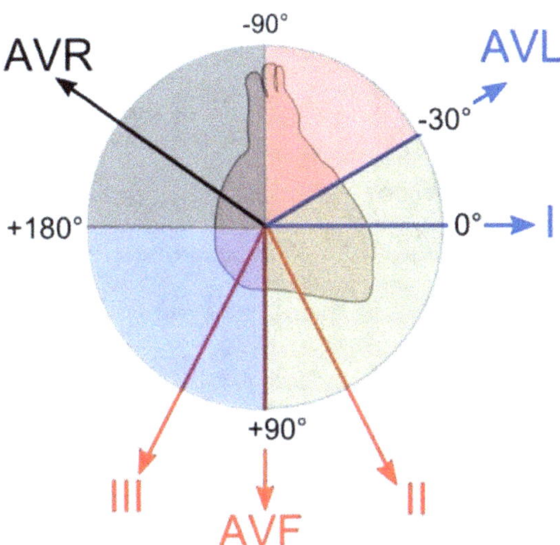

Figura 6: Posicionamento da leitura das derivações unipolares

Derivações precordiais:

- **Derivações precordiais unipolares** (V1, V2, V3, V4, V5 e V6): Estas derivações fornecem uma visão horizontal do plano elétrico do coração. Elas são colocadas em posições específicas no peito do paciente para obter diferentes perspectivas da atividade elétrica do coração.

Cada uma dessas derivações fornece uma visão única da atividade elétrica do coração. Isso permite que os profissionais de saúde identifiquem várias condições cardíacas com base nos padrões observados nas derivações. Como enfermeiros avançados, vocês desempenham um papel crucial na interpretação desses resultados para fornecer cuidados eficazes ao paciente. Portanto, é essencial entender completamente como essas derivações funcionam.

As derivações DI, DII e DIII no eletrocardiograma (ECG) são geradas a partir da diferença de potencial entre dois eletrodos localizados em diferentes membros. Elas são conhecidas como derivações bipolares.

- **Derivação I (DI):** Esta derivação mede a diferença de potencial entre o braço direito e o braço esquerdo. O vetor é direcionado a 0º.

- **Derivação II (DII):** Esta derivação mede a diferença de potencial entre o braço direito e a perna esquerda. O vetor é direcionado a 60º.

- **Derivação III (DIII):** Esta derivação mede a diferença de potencial entre o braço esquerdo e a perna esquerda. O vetor é direcionado a 120º.

Essas três derivações bipolares formam o triângulo de Einthoven, que mantém uma proporção matemática refletida na lei de Einthoven: D2 = D1 + D3. Esta lei é muito útil na interpretação de um ECG, pois permite determinar se os eletrodos periféricos estão corretamente posicionados. Se a posição de um eletrodo variar, essa lei não será cumprida, indicando que o ECG pode estar mal feito.

Cada uma dessas derivações fornece uma "imagem" diferente da atividade elétrica do coração. Dependendo do plano elétrico do coração que registram, temos as derivações periféricas (plano frontal) e as derivações precordiais (horizontal)

O eletrodo do pé direito no ECG é geralmente identificado pela cor preta ou verde e é classificado como um eletrodo neutro. Ele não gera uma diferença de potencial significativa, pois está muito próximo do outro eletrodo colocado no pé esquerdo. Portanto, quando o pé direito está envolvido na troca de eletrodos, o resultado é uma linha isoelétrica de acordo com os eletrodos envolvidos. Isso significa que não há uma variação significativa na voltagem que possa ser detectada pelo ECG a partir deste eletrodo.

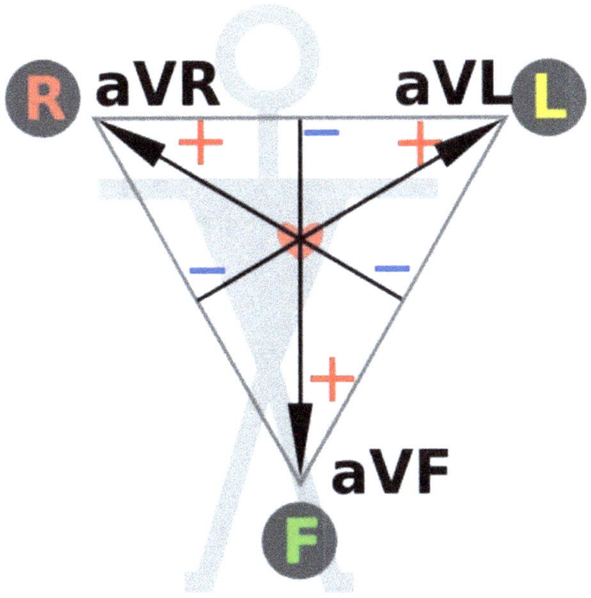

Figura 7: Posicionamento das derivações unipolares como referência no corpo

Ao interpretar um ECG, os alunos precisam identificar as diferentes partes do traçado e entender o que cada uma representa. Por exemplo, a onda P representa a despolarização dos átrios, enquanto o complexo QRS representa a despolarização dos ventrículos. A duração dos intervalos PR e QT também é importante para avaliar a função elétrica do coração.

Derivações especiais

Em certas situações é necessária a utilização de derivações adicionais ou até mesmo reposicionar os elétrodos para outras regiões do tórax de modos a obter uma melhor informação sobre a atividade elétrica do coração.

- **Derivações V_7, V_8 e V_9:** as três estão no mesmo nível de V6, sendo que V7 deve estar na linha axilar posterior, V8 imediatamente abaixo da espinha da escápula e V9 na borda lateral da coluna vertebral. Estas derivações são usadas para o diagnóstico de infarto agudo do miocárdio (IAM) da parede póstero-lateral, e devem ser solicitados quando está presente um infradesnível do segmento ST nas derivações V1 a V3.

- **Derivações precordiais direitas V_3R, V_4R, V_5R e V_6R:** os elétrodos são colocados nas mesmas posições correspondentes do lado direito. Estas derivações são úteis para o diagnóstico de IAM do ventrículo direito (VD), dextrocardia e hipertrofia do VD.

- **Derivação de Lewis:** usada para **registrar melhor a onda P**, o elétrodo do braço direito é colocado no 2° espaço intercostal direito e o elétrodo do braço esquerdo no 4° espaço intercostal direito. Neste usa-se a derivação I para registro (Lembre-se da explicação sobre as médias de diferença de potencial entre MSE e MSD, aqui está sendo aplicado como se fosse uma derivação precordial, com média entre os eletrodos).

- **Derivação de Fontaine:** usado para registrar a onda épsilon em pacientes com displasia arritmogénica do ventrículo direito. O elétrodo do braço direito é posicionado no manúbrio esternal e o elétrodo do braço esquerdo no apêndice xifoide. Adicionalmente o elétrodo da perna pode ser colocado na posição de V4. Usam-se as derivações I, II e III para registro.

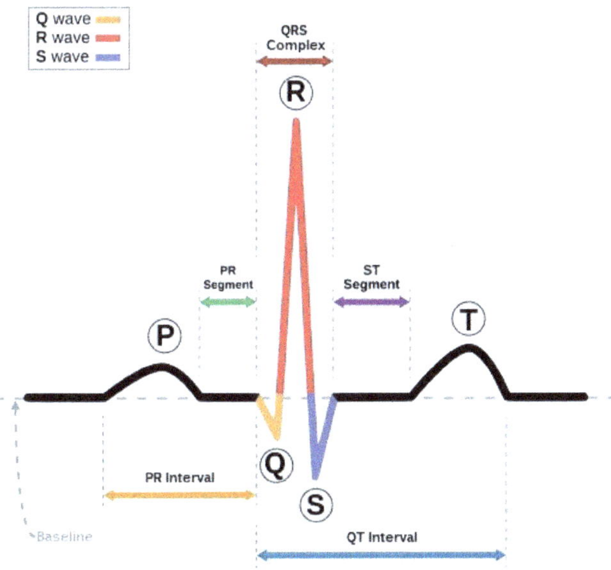

Figura 8: Traçado sinusal

Figura 9: Dimensões do papel milimetrado para referência:

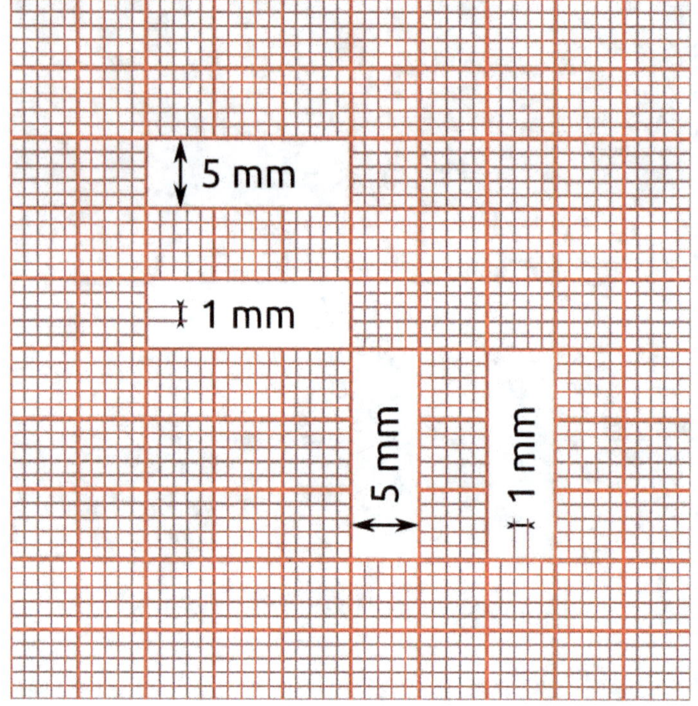

VERIFICANDO A FREQUÊNCIA PELO ECG

O papel milimetrado do eletrocardiograma é utilizado para representar graficamente a atividade elétrica do coração. Para determinar a frequência cardíaca usando o ECG e o papel milimetrado, você pode seguir estes passos:

1. **Identifique um ciclo cardíaco no ECG:** No papel milimetrado do ECG, você verá ondas, incluindo a onda P, o complexo QRS e a onda T. Cada ciclo cardíaco completo consiste em uma sequência dessas ondas.

2. **Meça o intervalo R-R:** O intervalo entre duas ondas R consecutivas no ECG representa um ciclo cardíaco completo. Use a escala do papel milimetrado para medir o tempo (em milímetros) entre duas ondas R adjacentes.

3. **Converta a medida para obter a frequência cardíaca:** A frequência cardíaca é o número de

batimentos cardíacos por minuto. Para determinar isso, use a fórmula:

Frequência Cardíaca (bpm) = 60 segundos / Intervalo R-R (em segundos)

Para converter o intervalo **R-R** do **ECG** em segundos, você deve levar em consideração que 1 segundo equivale a um determinado número de milímetros no papel milimetrado. Geralmente, o papel tem marcações específicas para ajudar na conversão e praticamente por padrão os aparelhos permanecem com a referência de **25mm = 60 segundos.**

Como uma fórmula para auxiliar no processo de forma mais precisa, conte quantos mm (quadradinhos pequenos) ocorrem entre uma onda e sua repetição, ou seja, selecione um ponto do complexo **QRS** e marque o mesmo ponto no próximo complexo **QRS** do mesmo traçado. Feito isto, conte quantos mm (quadradinhos pequenos) há entre uma marcação e outra. Fazendo assim, você acaba de identificar o intervalo **R-R**.

Aplicação da fórmula:

$$\frac{1500}{total\ de\ quadradinhos\ (mm)} = Frequência\ cardíaca\ em\ bpm$$

Após converter o intervalo R-R para segundos, aplique a fórmula acima para encontrar a frequência cardíaca, o resultado já estará pronto, em batimentos por minuto (bpm). O valor de **1500 é chamado de constante, ou seja, sempre estará presente para este cálculo**, desde que obedecidas as configurações padrão do aparelho (25mm = 60 segundos).

Verifique a consistência: Faça várias medições e calcule a média para obter uma estimativa mais precisa da frequência cardíaca para adquirir segurança.

É importante mencionar que outros métodos podem ser utilizados para calcular a frequência cardíaca, como contar o número de ondas R em um determinado período e aplicar as devidas conversões para obter a frequência cardíaca em bpm, mas não são precisos como o primeiro recurso:

Outros métodos que podem ser utilizados, com uma ligeira variação de precisão a se considerar são:

1. **Método de 300**: Este é um método rápido para estimar a frequência cardíaca em um ritmo regular. Localize uma onda R que se alinha com uma linha grossa, conte o número de quadrados grandes (5mm cada) até a próxima onda R, e divida 300 pelo número de quadrados grandes, de maneira semelhante ao exemplo anterior, porém será observada uma variação discreta que pode ou não ser descartada a depender das características do atendimento em curso.

2. **Contagem de complexos QRS**: Este método é útil para ritmos irregulares como a fibrilação atrial. Um ECG geralmente registra por 10 segundos, então você só precisa contar todos os complexos QRS e multiplicar por 6, porém é o menos preciso dos recursos de cálculo.

Figura 10: Traçado sinusal em fundo milimetrado

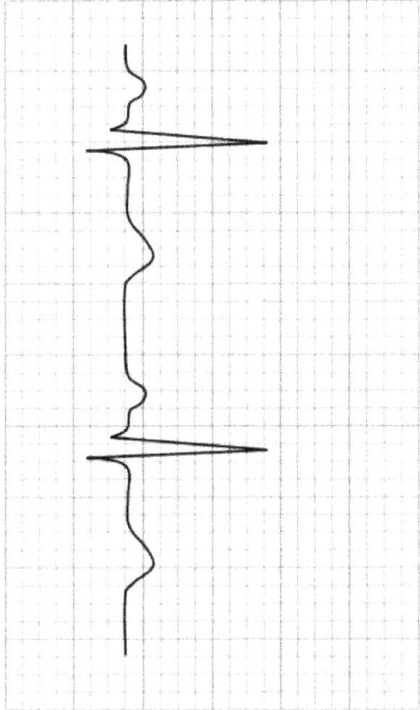

A seguir, uma imagem com seguimento R´R para facilitar a visualização do cálculo a ser aplicado:

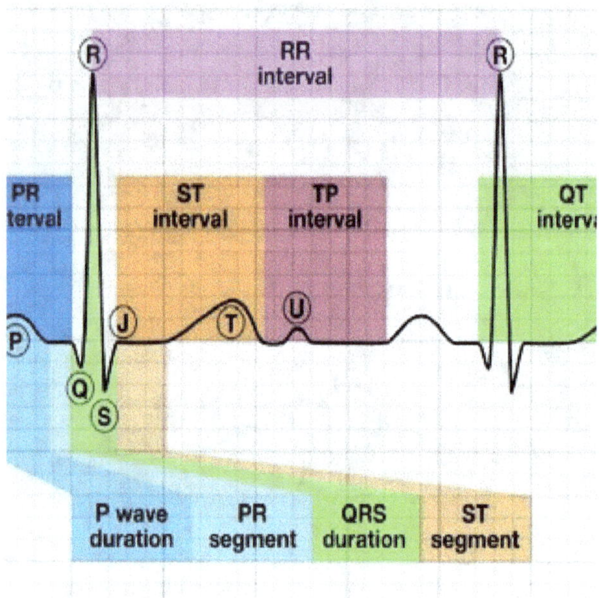

Figura 11: Intervalo R´R

REFERÊNCIAS:

1. Electrocardiogram (ECG), 12-Lead - Standard Operating Procedures. Disponível em: https://ctsi.ucla.edu/researcher-resources/files/docs/sop-ECG-12lead-.pdf
2. 12 lead ECG placement for researchers - a simple guide - ADInstruments. Disponível em: https://www.adinstruments.com/blog/correctly-place-electrodes-12-lead-ECG
3. How to Record an ECG - OSCE Guide - Shiken.ai. Disponível em: https://shiken.ai/clinical-skills/how-to-record-an-ECG-osce-guide
4. How to use Electrocardiograph ECG 12 lead placement - Surgicaltechie.com. Disponível em: https://surgicaltechie.com/ECG-12-lead-placement/
5. ECG 12 derivações: como fazer e interpretar na telemedicina. Disponível em: https://telemedicinamorsch.com.br/blog/ECG-12-derivacoes
6. Posição dos eletrodos no ECG: a forma correta - Sanar Medicina. Disponível em: https://www.sanarmed.com/posicao-dos-eletrodos-no-ECG-a-forma-correta-sanarECG
7. Sistema de Derivações Eletrocardiográficas – ANGOMED NEWS. Disponível em: https://angomed.com/sistema-de-derivacoes-eletrocardiograficas/
8. Ministério da Saúde. (2014). Protocolo de Suporte Avançado à Vida. Biblioteca Virtual em Saúde -

Ministério da Saúde. Disponível em: https://bvsms.saude.gov.br/bvs/publicacoes/protocolo_suporte_avancado_vida.pdf.

9. GONZALEZ, M. et al.. I Diretriz de Ressuscitação Cardiopulmonar e Cuidados Cardiovasculares de Emergência da Sociedade Brasileira de Cardiologia. Arquivos Brasileiros de Cardiologia, v. 101, n. 2, p. 1–221, ago. 2013.

ALTERAÇÕES DE TRAÇADO

As bradicardias detectáveis em um ECG são ritmos cardíacos lentos, com frequência menor que 50 batimentos por minuto (bpm), que podem ter diferentes causas e consequências. Algumas bradicardias são benignas e não causam sintomas, enquanto outras são malignas e podem levar a complicações graves, como síncope, choque e morte. Para identificar o tipo de bradicardia, é preciso analisar o ECG seguindo alguns passos:

- Observar a frequência cardíaca: se for menor que 50 bpm, há bradicardia.

- Observar a onda P: se for visível e preceder cada complexo QRS, há bradicardia sinusal, que é benigna. Se não houver onda P ou se ela não estiver relacionada ao QRS, há bradicardia por bloqueio atrioventricular (BAV).

- Observar o intervalo PR: se for normal (0,12 a 0,20 segundos), há BAV de primeiro grau, que é benigno. Se for progressivamente maior até haver um **QRS** ausente, há **BAV** de segundo grau tipo Mobitz I ou Wenckebach, que é benigno. Se for constante e maior que 0,20 segundos com **QRS** ausente ocasional, há **BAV** de segundo grau tipo Mobitz II, que é maligno. Se houver mais de uma onda P sem **QRS**, há **BAV** avançado, que é maligno. Se não houver relação entre as ondas P e os complexos **QRS**, há **BAV** total ou de terceiro grau, que é maligno.

- Observar o complexo **QRS**: se for largo (>0,12 segundos) e bizarro, há ritmo de escape ventricular, que é maligno.

Figura 12: Traçado de bradicardia

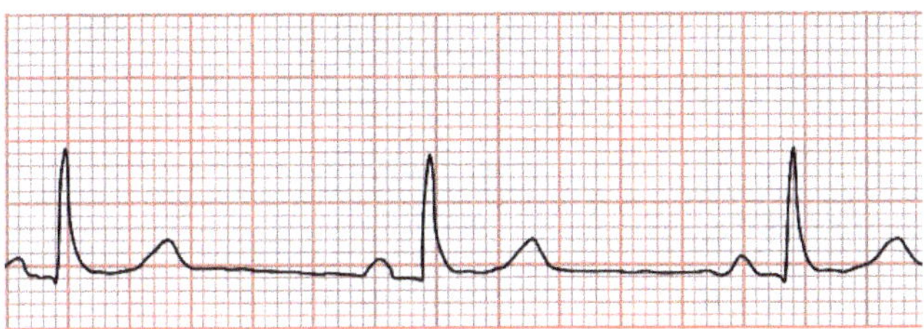

A seguir, alguns traçados como exemplo de eventos de bradicardia para auxiliar na compreensão da explicação anterior:

Figura 13: Traçado de bradicardia sinusal - onda P presente

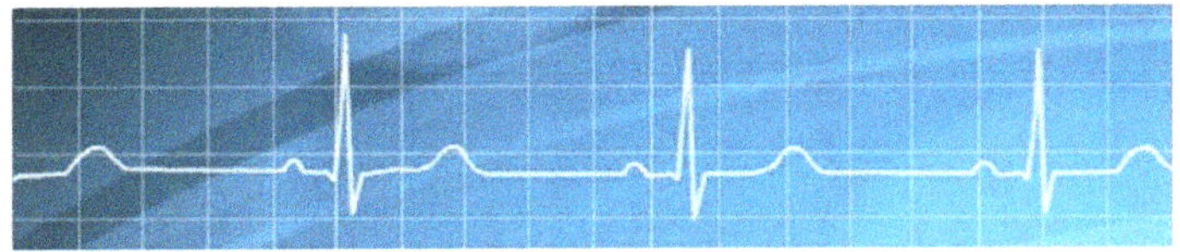

Figura 14: Mobitz I - QRS ausente em alguns momentos

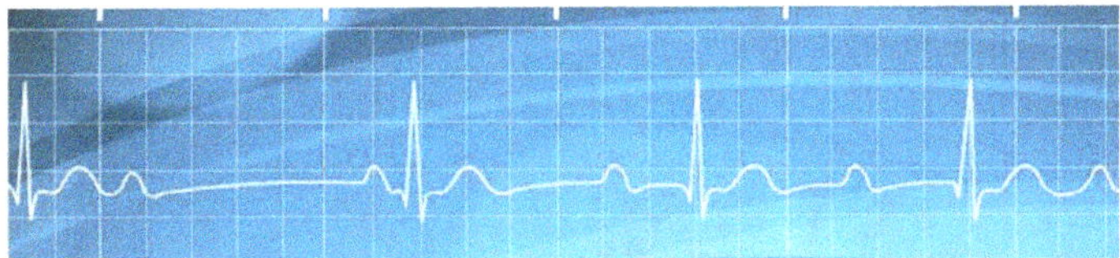

Figura 15: Mobitz II: QRS ausente ocasional com intervalo de tempo >0,20s

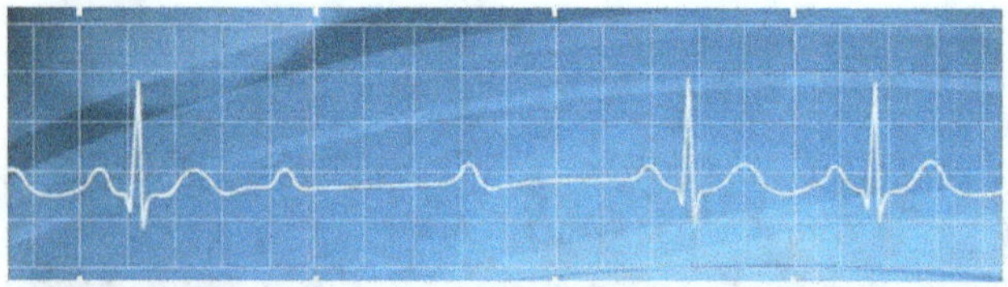

Figura 16: Bloqueio Grau 3 – onda larga presente

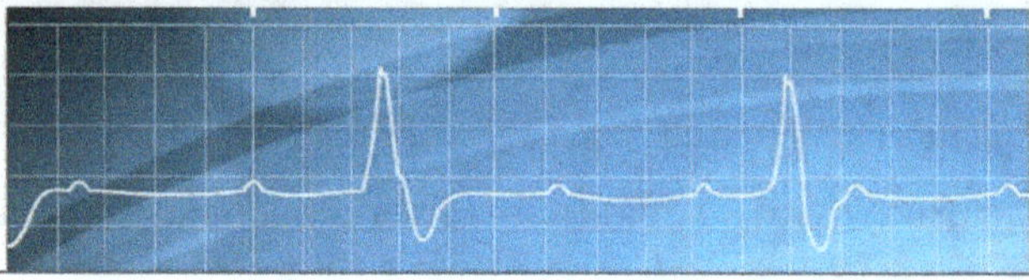

REFERÊNCIAS:

1. MSD Manual Versão Saúde para a Família. Considerações gerais sobre arritmias cardíacas - Distúrbios do coração e dos vasos sanguíneos. Disponível em: https://www.msdmanuals.com/pt-br/casa/dist%C3%BArbios-do-cora%C3%A7%C3%A3o-e-dos-vasos-sangu%C3%ADneos/arritmias-card%C3%ADacas/considera%C3%A7%C3%B5es-gerais-sobre-arritmias-card%C3%ADacas

2. Medtronic. O que é bradicardia. Disponível em: https://www.medtronic.com/br-pt/your-health/conditions/slow-heartbeat.html

3. Telemedicina Morsch. Bradicardia e taquicardia: tipos de frequência cardíaca e diferenças. Disponível em: https://telemedicinamorsch.com.br/blog/bradicardia-e-taquicardia

TAQUIARRITMIAS:

As taquiarritmias são alterações no ritmo cardíaco que se caracterizam por uma frequência cardíaca superior a 100 batimentos por minuto. Elas podem ser causadas por diferentes mecanismos, como alterações na automaticidade ou reentrada de impulsos elétricos. As taquiarritmias podem ser classificadas em supraventriculares ou ventriculares, dependendo da origem do foco arritmogênico. Além disso, elas podem ser regulares ou irregulares, de acordo com o intervalo entre os batimentos.

As taquiarritmias podem causar sintomas como palpitações, tontura, dispneia, dor torácica ou síncope. Elas também podem comprometer a hemodinâmica do paciente, reduzindo o débito cardíaco e a perfusão dos órgãos.

Normalmente, os impulsos elétricos cardíacos são gerados unicamente pelo nodo sinusal, estimulando a contração primeiro do átrio direito, depois do átrio esquerdo e, por último, dos ventrículos. Um único impulso elétrico demora 0,19 segundo para percorrer todo o coração.

Na fibrilação atrial, essa ordem é perturbada. Em vez de um único impulso elétrico percorrer o coração de maneira ordenada, vários impulsos elétricos inundam os átrios. Isso faz com que os átrios tremam ou "fibrilem" em vez de se contraírem de maneira eficaz

A onda F no eletrocardiograma é um indicativo de fibrilação atrial (FA). A FA é uma condição em que a ativação atrial ocorre de forma irregular e rápida, com uma taxa de 350-700 batimentos por minuto[1].

No ECG, a FA aparece como uma taquicardia de complexo estreito "irregularmente irregular". As ondas fibrilatórias (f) podem ser evidentes ou ausentes.

As ondas F podem ter várias conformações. Desde a forma grosseira (FA coarse ou FA de "onda grossa"), alternando várias vezes a sua morfologia, até a forma de FA com "onda fina", que pode traduzir a presença de um átrio doente com dilatação, fibrose e uso de digoxina.

Figura 17: Fibrilação Atrial (FA)

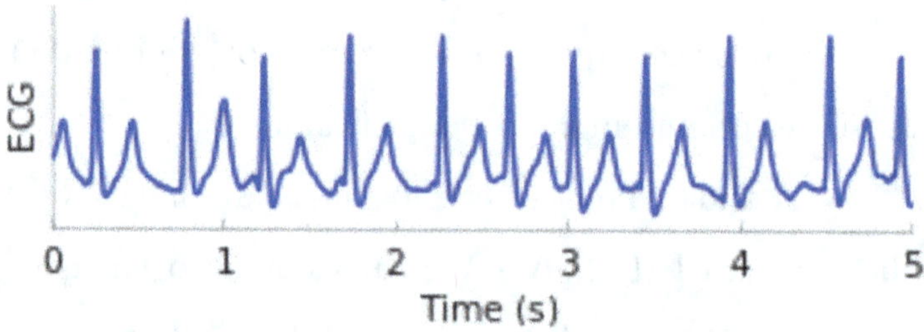

Em comparação com o flutter atrial, onde as ondas F são sempre da mesma morfologia e com intervalo regular entre elas, na FA as ondas f possuem morfologias diferentes (já que cada uma surge de locais distintos) e com intervalo irregular

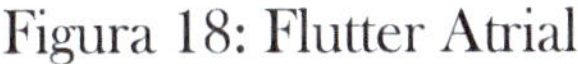

Figura 18: Flutter Atrial

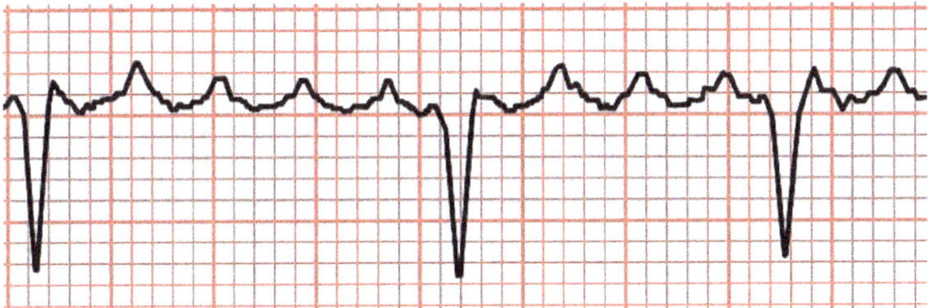

A taquicardia ventricular monomórfica é uma arritmia cardíaca que se caracteriza por:

- Uma frequência cardíaca superior a **100 batimentos por minuto**, originada nos **ventrículos.**

- Uma duração de pelo menos **três batimentos ventriculares consecutivos**, podendo ser **sustentada** (mais de 30 segundos) ou **não sustentada** (menos de 30 segundos).

- Um complexo **QRS alargado** (maior que 0,12 segundos) e **regular**, com a mesma morfologia em todas as derivações do eletrocardiograma.

- A ausência de ondas P ou uma relação atrioventricular **dissociada**.

A taquicardia ventricular monomórfica é uma arritmia grave que pode causar sintomas como palpitações, tonturas, dispneia, dor torácica, síncope ou morte súbita. Ela pode ser provocada por diversas causas, como doença cardíaca isquêmica, cardiomiopatias, distúrbios eletrolíticos, intoxicação por drogas ou síndromes genéticas. O tratamento depende da estabilidade hemodinâmica do paciente e pode incluir cardioversão elétrica ou farmacológica, antiarrítmicos, ablação por cateter ou implante de cardioversor-desfibrilador.

Sendo uma arritmia cardíaca que se origina nos ventrículos do coração. Ela pode ser classificada em dois tipos principais: monomórfica e polimórfica. Aqui estão as diferenças principais entre elas:

Figura 19: Taquicardia sinusal

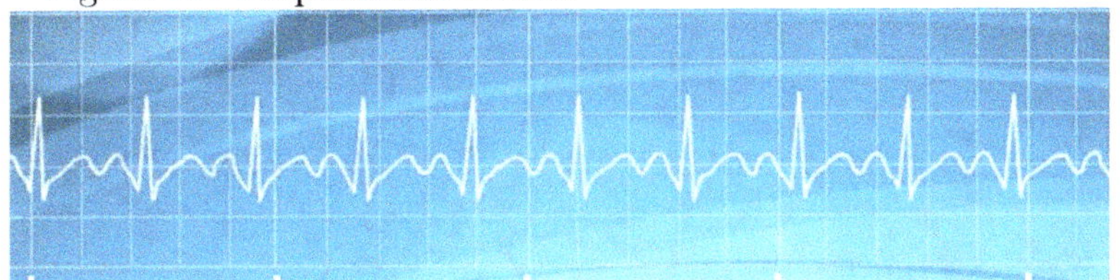

Taquicardia Ventricular Monomórfica

- A forma (morfologia) dos batimentos cardíacos é **consistente** e **regular**.

- O complexo QRS no ECG é **alargado** e tem a mesma forma em todas as derivações.

Figura 20: Taquicardia Ventricular Monomórfica:

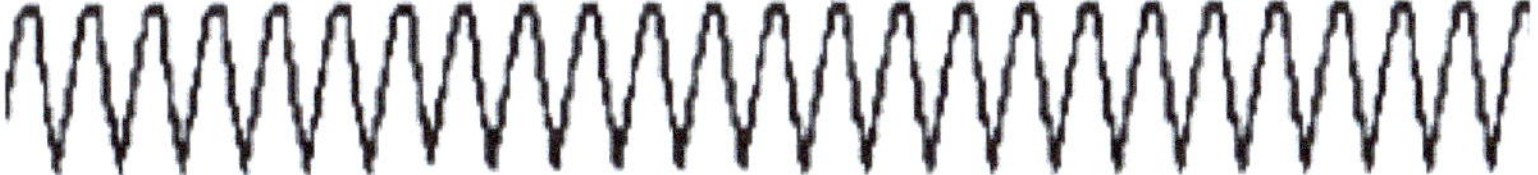

- É mais comum em pessoas com doença cardíaca estrutural, como doença arterial coronariana ou cardiomiopatia.

Taquicardia Ventricular Polimórfica

- A forma (morfologia) dos batimentos cardíacos é **variável** e **irregular**.
- O complexo **QRS** no **ECG** muda de batimento para batimento.
- Pode ocorrer em pessoas sem doença cardíaca estrutural e pode ser desencadeada por certos medicamentos, distúrbios eletrolíticos ou condições genéticas.

Ambas são arritmias graves que podem causar sintomas como palpitações, tonturas, falta de ar, dor no peito, desmaio ou morte súbita.

Figura 21: Taquicardia Ventricular Polimórfica

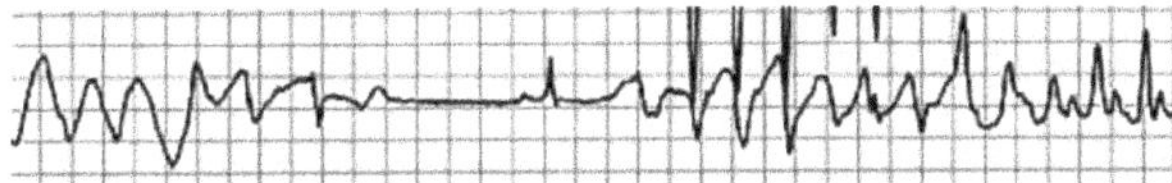

A fibrilação ventricular é uma condição cardíaca grave que ocorre quando há uma desorganização completa da despolarização ventricular. Isso resulta em uma contração ventricular caótica que não é capaz de gerar débito cardíaco. Em outras palavras, é como se o coração estivesse em um estado de caos eletromecânico.

Essa condição é causada por múltiplos impulsos elétricos caóticos que fazem com que os ventrículos (as câmaras inferiores do coração) tremam inutilmente, fazendo com que o coração bata muito rapidamente, em vez de bombear sangue para o resto do corpo.

Figura 22: Fibrilação Ventricular

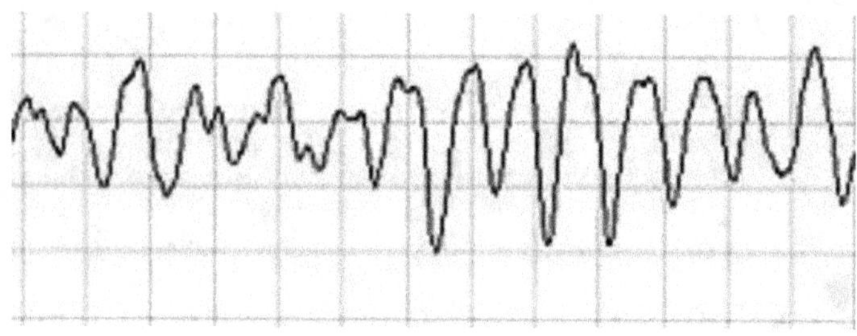

Figura 23: Fibrilação Ventricular

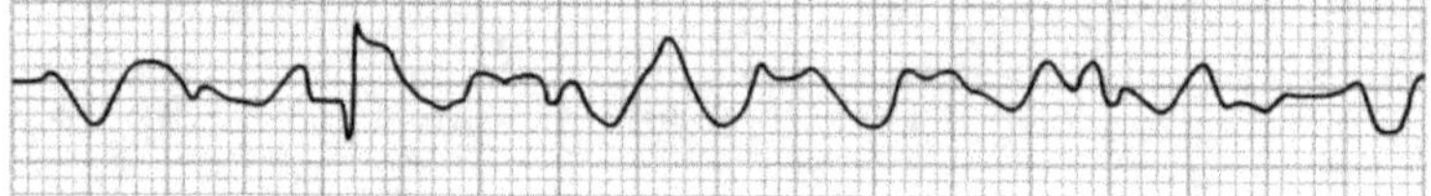

REFERÊNCIAS:

1. Diretriz Brasileira de Insuficiência Cardíaca Crônica e Aguda - SciELO. Disponível em: https://www.scielo.br/j/abc/a/XkVKFb4838qXrXSYbm CYM3K/?lang=pt

2. Noções básicas de variabilidade da frequência cardíaca e sua aplicabilidade clínica - SciELO. Disponível em: https://www.scielo.br/j/rbccv/a/Yh54M3tJK4tgWD5PS GcnmPK/?lang=pt

3. Considerações gerais sobre arritmias cardíacas - Distúrbios do coração e dos vasos sanguíneos - Manual MSD Versão Saúde para a Família. Disponível em: https://www.scielo.br/j/abc/a/XkVKFb4838qXrXSYbm CYM3K/?lang=pt

TRAÇADO DE INFARTO AGUDO DO MIOCÁRDIO

O IAM é uma condição que ocorre quando o fluxo sanguíneo para uma parte do coração é bloqueado, geralmente por um coágulo sanguíneo. Isso pode danificar ou destruir parte do músculo cardíaco. No ECG, o IAM pode ser identificado por várias alterações características.

As diferentes formas de IAM podem ser identificadas por meio de alterações no ECG:

1. **Infarto Anterosseptal:** Presença de supra de ST em V1 e V2, com acometimento da artéria descendente anterior.

2. **Infarto Anterior**: Presença de supra de ST em V1-V4, com acometimento da artéria descendente anterior.
3. **Infarto Antero Lateral**: Presença de supra de ST em D1, aVL, V5 e V6, com acometimento da artéria circunflexa.

O sinal mais clássico de infarto ao ECG é o supradesnivelamento do segmento ST

Figura 24: Supradesnivelamento no segmento ST

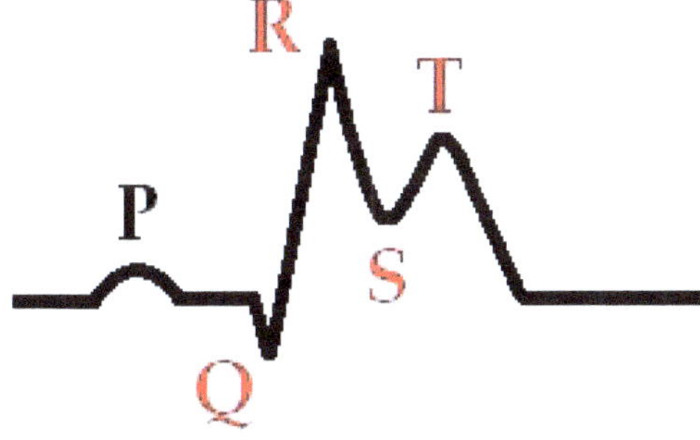

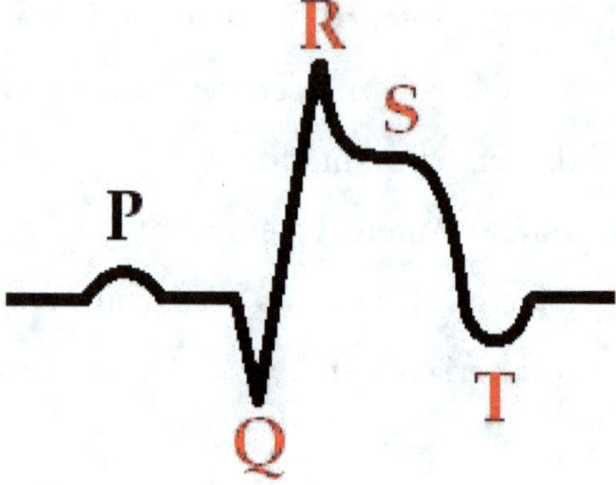

Figura 25: Fase Aguda na Isquemia Cardíaca

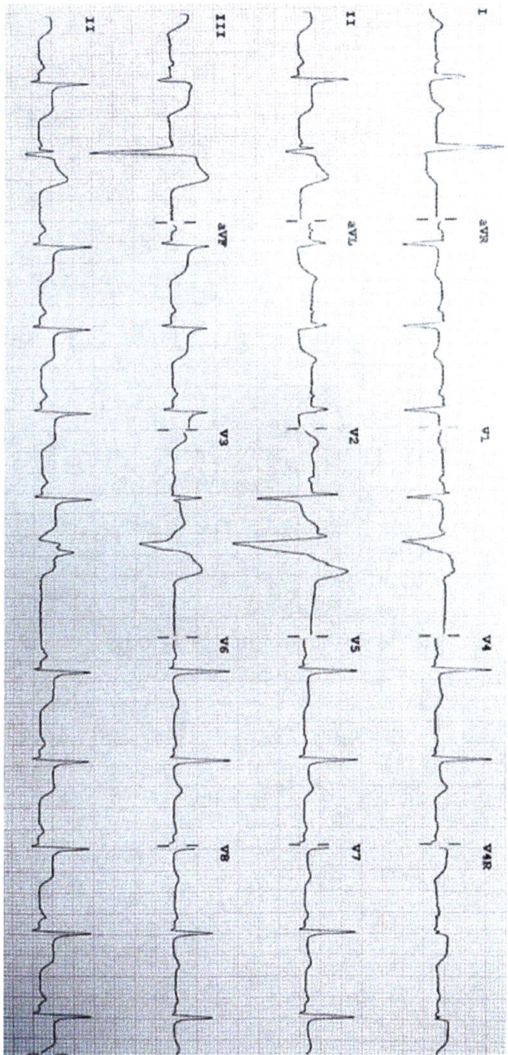

Figura 26: Traçado completo com alterações no segmento ST

REFERÊNCIAS:

1. Diretriz Brasileira de Insuficiência Cardíaca Crônica e Aguda - SciELO. Disponível em: https://www.scielo.br/j/abc/a/XkVKFb4838qXrXSYbm CYM3K/?lang=pt
2. IV Diretriz da Sociedade Brasileira de Cardiologia sobre Tratamento do Infarto Agudo do Miocárdio com Supradesnível do Segmento ST - SciELO. Disponível em:
https://www.scielo.br/j/abc/a/FhxV98nFLWL38yZhH Ywxp6F/?lang=pt
3. Infarto Agudo do Miocárdio: conheça suas causas sintomas e tratamentos. - CEPIC. Disponível em: https://www.cepic.com.br/blog/causas-e-tratamentos/infarto-agudo-do-miocardio/

GLOSSÁRIO

Derivações precordiais – Representadas pela letra V, do inglês *Vector,* representam o ponto específico de leitura dos eletrodos posicionados no tórax.

Derivações unipolares ampliadas - As derivações unipolares aumentadas, que incluem aVR (braço direito), aVL (braço esquerdo) e aVF (perna esquerda), registram a diferença de potencial entre um ponto teórico no centro do triângulo de Einthoven e os eletrodos em cada extremidade. A sigla significa em inglês *amplified vector right* (aVR), *amplified vector left* (aVL) e *amplified vector* *foot* (aVF) e é comumente traduzida como derivação unipolar ampliada.

Nó - Um nodo ou nó representa cada ponto de interconexão com uma estrutura, pode ser compreendido de diversas maneiras mesmo dentro dos estudos em anatomia, nas estruturas cardíacas delimita o ponto de emissão de pulsos elétricos que se propagam pelo músculo cardíaco.

Precordial – Originário do termo em latim *Praecordium*, significa "em frente ao coração" ou "de frente para o coração".

Triângulo de Einthoven - O triângulo de Einthoven é uma representação imaginária usada na eletrocardiografia. Ele é formado pelos dois ombros e um dos tornozelos, que juntos formam um triângulo equilátero invertido com o coração no centro. Este triângulo é usado para entender as derivações do ECG, que são basicamente diferentes "vistas" da atividade elétrica do coração. As três derivações bipolares formam o triângulo de Einthoven. Essas derivações mantêm uma proporção matemática refletida na lei de Einthoven, que diz: $D2 = D1 + D3$. Esta lei é muito útil na interpretação de um eletrocardiograma

REFERÊNCIAS DAS FIGURAS UTILIZADAS

Figura 1: Anatomia do coração - https://commons.wikimedia.org/wiki/File:Coronary_arteries_pt.svg

Figura 2: Anatomia do coração (2) - https://commons.wikimedia.org/wiki/File:Mapa_do_cora%C3%A7%C3%A3o.PNG

Figura 3: Feixe de His e fibras anexas - https://commons.wikimedia.org/wiki/File:Electrical_conduction_system_of_the_heart-gl.svg

Figura 4: Posicionamento de eletrodos - https://commons.wikimedia.org/wiki/File:ECG_limb_and_chest_electrodes_placement.png

Figura 5: Derivações precordiais - https://commons.wikimedia.org/wiki/File:Deriva%C3%A7%C3%B5es.png

Figura 6: Posicionamento da leitura das derivações unipolares - https://commons.wikimedia.org/wiki/File:De-ECG_lead_angulation_%28CardioNetworks_ECGpedia%29.png

Figura 7: Posicionamento das derivações unipolares como referência no corpo - https://commons.wikimedia.org/wiki/File:ECG-Goldberger.svg

Figura 8: Traçado sinusal - https://commons.wikimedia.org/wiki/File:SinusRhythmLabels.svg

Figura 9: Dimensões do papel milimetrado para referência - Por Petr Adam Dohnálek - Trabalho próprio pelo carregador, Domínio Público, https://commons.wikimedia.org/w/index.php?curid=15213889

Figura 10: Traçado sinusal em fundo milimetrado - https://commons.wikimedia.org/wiki/File:Normal_ECG_2.svg?uselang=pt-br

Figura 11: Intervalo R´R - https://www.researchgate.net/figure/Electrocardiograph_fig2_346065771

Figura 12: Traçado de bradicardia - Por Sinusbradylead2.JPG: James Heilman, MDderivative work: Mysid (using Perl and Inkscape) - Este ficheiro foi derivado de: Sinusbradylead2.JPG:, CC BY-SA 3.0, https://commons.wikimedia.org/w/index.php?curid=22055720

Figura 13: Traçado de bradicardia sinusal - onda P presente - https://www.skillstat.com/tools/ECG-simulator/#/-home

Figura 14: Mobitz I - QRS ausente em alguns momentos - https://www.skillstat.com/tools/ECG-simulator/#/-home

Figura 15: Mobitz II: QRS ausente ocasional com intervalo de tempo >0,20s - https://www.skillstat.com/tools/ECG-simulator/#/-home

Figura 16: Bloqueio Grau 3 – onda larga presente - https://www.skillstat.com/tools/ECG-simulator/#/-home

Figura 17: Fibrilação Atrial (FA) - https://commons.wikimedia.org/wiki/File:Atrial_fibrillatio n_vs._normal_sinus_rhythm.svg

Figura 18: Flutter Atrial - https://commons.wikimedia.org/wiki/File:Atrial_Flutter_ Unlabeled.jpg

Figura 19: Taquicardia sinusal - https://www.skillstat.com/tools/ECG-simulator/#/-home

Figura 20: Taquicardia Ventricular Monomórfica - https://commons.wikimedia.org/wiki/File:Taquicardia_Ve ntricular.JPG

Figura 21: Taquicardia Ventricular Polimórfica - https://commons.wikimedia.org/wiki/File:112_%28Cardio Networks_ECGpedia%29.jpg

Figura 22: Fibrilação Ventricular - https://commons.wikimedia.org/wiki/File:Ventricular_fibri llation_(from_ECG-quiz.com).jpg

Figura 23: Fibrilação Ventricular - https://commons.wikimedia.org/wiki/File:De-Rhythm_ventricular_fibrillation_(CardioNetworks_ECGp edia).png

Figura 24: Supradesnivelamento no segmento ST - https://commons.wikimedia.org/wiki/File:Stage_of_develo ping_myocardial_infarction.jpg?uselang=pt-br

Figura 25: Fase Aguda na Isquemia Cardíaca - https://commons.wikimedia.org/wiki/File:Acute_stage_of_ myocardial_infarction.jpg?uselang=pt-br

Figura 26: Traçado completo com alterações no segmento ST   - https://commons.wikimedia.org/wiki/File:ST_Segment_El evation_Myocardial_Infarction_Unlabeled.jpg?uselang=pt -br

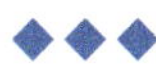

POSFÁCIO

Espero que este livro tenha atingido seu objetivo, de ser um meio de consulta, um guia prático, que consiga auxiliar a rotina de estudantes e profissionais que se dispuseram a ler.

É o primeiro material de uma série, na qual espero poder contribuir em facilitar o trabalho de todos, sendo além de tudo, uma forma de agradecer a todo o tempo que outros profissionais se dedicaram em me ensinar.

AGRADECIMENTOS

À meus pais e meus irmãos, por lerem o material do livro desde o momento em que era apenas um rascunho;

Minha esposa, pela paciência em ouvir meus intermináveis planos infalíveis.

SOBRE O AUTOR

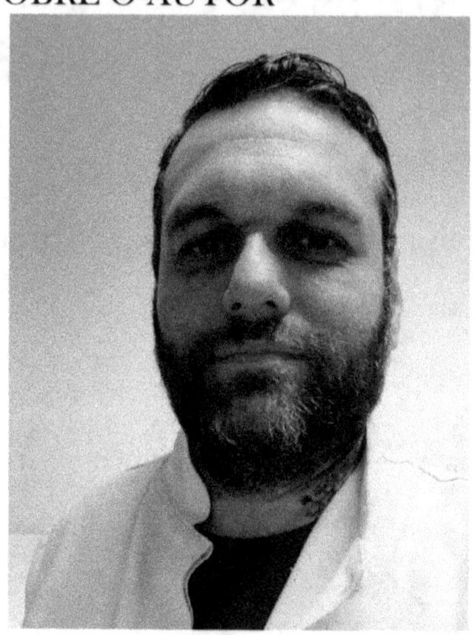

Thiago Calegari Cury

Enfermeiro graduado pela UNIMAR em 2003, o autor obteve a graduação em Engenharia da Computação pela UNIVESP em 2022. Atualmente desempenha funções docentes nos cursos de Enfermagem e Física no ensino médio. Sua experiência abrange a prática como plantonista em unidades de urgência e emergência, somando-se a significativas contribuições na Saúde Pública por meio de seu envolvimento em Unidades Básicas de Saúde.

www.ingramcontent.com/pod-product-compliance
Lightning Source LLC
Chambersburg PA
CBHW070913260726
48661CB00004B/1719